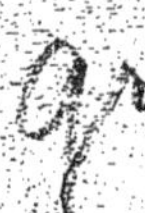

DE LA PROPAGATION

Des Affections Vulvo-Vaginales de l'Enfance

AUX ORGANES GÉNITAUX INTERNES

ET EN PARTICULIER

DES PÉRITONITES CONSÉCUTIVES

AUX VULVO-VAGINITES

PAR

ARTHUR MARTIN

Docteur en médecine de la Faculté de Paris

A POUANCÉ (Maine-et-Loire)

SEGRÉ

IMPRIMERIE-LIBRAIRIE MARTIN-GUÉRET

1894

DE LA PROPAGATION

Des Affections Vulvo-Vaginales de l'Enfance

AUX ORGANES GÉNITAUX INTERNES

ET EN PARTICULIER

DES PÉRITONITES CONSÉCUTIVES

AUX VULVO-VAGINITES

PAR

ARTHUR MARTIN

Docteur en médecine de la Faculté de Paris

A POUANCÉ (Maine-et-Loire)

SEGRÉ

IMPRIMERIE-LIBRAIRIE MARTIN-GUÉRET

1894

A MON PÈRE

A MA MÈRE

A MA SŒUR

A MON FRÈRE

A MA FAMILLE

A MES AMIS

A MES MAITRES DE L'ÉCOLE DE PLEIN EXERCICE
DE NANTES

A MONSIEUR LE PROFESSEUR GRANCHER

A MON PRÉSIDENT DE THÈSE :
MONSIEUR LE PROFESSEUR PINARD

INTRODUCTION

Pendant les deux années que nous avons passées à Paris, nous avons spécialement suivi le service de M. le professeur Grancher, à l'hôpital des Enfants malades. C'est seulement cette année que nous avons eu l'occasion d'observer chez une petite fille de la salle Parrot un cas de péritonite consécutive à une vulvo-vaginite. Pareil fait étant rare et en même temps très intéressant, nous avons enregistré celui-ci, résolu dès ce moment à faire de ce genre d'affection le sujet de notre thèse inaugurale.

Nous n'ignorons pas que la tâche est délicate, car la pathogénie de ces péritonites est complexe, obscure, difficile à débrouiller. Aussi n'avons-nous point la prétention d'éclaircir complètement une question encore dans l'ombre. Dans toute la littérature médicale française qui s'occupe spécialement des maladies des enfants, nous n'avons pu retrouver un seul cas de péritonite consécutive à une vulvo-vaginite infantile. Seuls quelques auteurs anglais, américains et allemands ont soulevé un peu la question.

Nous nous tiendrions donc pour satisfait si nous avions contribué, si peu que ce soit, aux progrès de la science en cette matière, et si nous pouvions suggérer à ceux qui viendront après nous quelques observations dont ils pussent faire leur profit. Car il suffit souvent d'appeler l'attention sur un fait particulier, pour l'éclairer tout à fait et occasionner de nombreuses et utiles observations.

Avant d'aller plus loin, qu'il nous soit permis de présenter à M. le professeur Pinard nos sentiments de respectueuse reconnaissance pour l'honneur qu'il nous fait en acceptant la présidence de notre thèse. Nous avons toujours suivi assidûment ses leçons pendant notre stage d'accouchement, et nous garderons toujours le meilleur souvenir de ses savantes leçons.

Que notre maître, M. le professeur Grancher, veuille bien, lui aussi, agréer l'expression de toute notre gratitude pour l'enseignement que nous avons reçu à sa clinique des Enfants malades,

Nous n'aurons garde d'oublier dans nos remerciements M. Marfan, agrégé, qui fut longtemps notre maître en l'absence de M. le professeur Grancher, et qui nous a toujours témoigné une très grande bienveillance.

Il est enfin un dernier devoir de reconnaissance que nous sommes heureux de remplir. Nous ne pouvons laisser de côté nos premiers maîtres, MM. les professeurs de l'École de plein exercice de Nantes, MM. les médecins et chirurgiens des hôpitaux de Nantes, pour les excellents préceptes que nous avons puisés à leur enseignement pendant nos trois premières années d'études.

Nous sommes heureux de témoigner publiquement ici notre affectueuse reconnaissance à M. Jean Hallé, interne à l'hôpital des Enfants malades, dont le dévouement nous a été si précieux pendant la composition de ce travail.

Nous disons également merci à notre excellent ami Meyer, qui, pour nous être utile, a bien voulu mettre à contribution sa parfaite connaissance des langues anglaise et allemande.

CHAPITRE PREMIER

Généralités sur les vulvo-vaginites des petites filles

HISTORIQUE

On peut, dès le début d'une étude sur les vulvo-vaginites des petites filles, séparer un certain nombre de formes de cette affection et distinguer, avec Vogel (1) et Baginsky (2) :

Une forme diphthéritique.

Une forme phlegmoneuse.

Une forme gangréneuse en gangrène de la vulve.

Ces trois variétés constituant des types bien distincts.

Puis un autre groupe de vulvo-vaginites contient toutes les vulvites caractérisées par un écoulement, un peu de

(1) Vogel. — Traité, tome III.

(2) Baginsky. — Traité maladies des enfants,

tuméfaction et de la rougeur. Ces vulvites peuvent elles-mêmes se distinguer en *vulvite catarrhale* ou *leucorrhée des petites filles*, et en *vulvite blennorrhagique* ou *gonorrhée des petites filles*.

Nous ne dirons rien des trois premières formes de vulvo-vaginites. Reste tout le groupe des vulvites simples (leucorrhée et gonorrhée) ; elles représentent la plus grande quantité des cas, et elles soulèvent des problèmes extrêmement intéressants. Leur étiologie, leur pathogénie, leurs complications, leur traitement ont encore des points bien obscurs; mais l'historique de ce chapitre de pathologie infantile est loin de manquer d'intérêt et nous montre comment les idées doctrinales ont modifié la manière de comprendre cette affection.

Bouchut ne parle guère que de leucorrhée et déclare que les enfants scrofuleux, les strumeux en sont presque seuls atteints. Tous les auteurs du milieu du siècle voient surtout dans la vulvo-vaginite la marque d'un état diathésique, le reflet d'un état général mauvais de l'organisme ; et consacrent fort peu d'attention aux faits de contagion des vulvo-vaginites. On réserve le nom de vulvite blennorrhagique aux vulvites qui se montrent chez des enfants ayant été l'objet de tentatives de viol.

Cependant les idées modernes sur la nature et la cause des suppurations en général, sur la contagiosité de nombreuses affections, viennent, en même temps que les faits de vulvo-vaginites sont mieux observés, éclairer un peu la question. C'est le rôle de la contagion qui semble éveiller d'abord les esprits sur ce sujet.

En novembre 1887, dans les Annales de la Suisse romande, *Suchard* rapporte une épidémie de vulvo-vaginite et incrimine des linges, des baignoires, des bains pris en commun comme agents de contagion.

En 1888, le regretté *docteur Ollivier,* médecin à l'hôpital des Enfants malades, observe dans cet hôpital une épidémie de vulvo-vaginites qui cessa grâce à des soins antiseptiques qui s'opposèrent à la contagion, et l'histoire de cette épidémie est relatée dans les Bulletins de l'Académie de médecine de 1888. Cependant le pus de ces vulvo-vaginites ne donna lieu à aucune recherche bactériologique.

Mais, à cette époque, en Allemagne, *Neisser* avait déjà décrit depuis plusieurs années, depuis 1887, un organisme qui était considéré par lui comme spécifique de la blennorrhagie, et de nombreux travaux avaient été faits pour chercher si, dans toutes les affections, démontrées par la clinique de nature blennorrhagique ou du moins pour lesquelles la nature blennorrhagique pouvait être discutée, on ne retrouvait pas le même micro-organisme.

Haal, dès 1881, avait décrit, dans des cas de blennorrhée des nouveaux-nés, des comes identiques à ceux de Neisser.

Kirchberg et *Krause,* en 1881, avaient fait des observations analogues ; mais ils faisaient des réserves sur la valeur du parasite.

L'année suivante, 1882, *Krause* observait le gonocoque sur la conjonctive ; puis *Sweipel, Bumm, Welander* éclairaient la question de l'opthalmie purulente des nouveaux-nés.

L'année 1888 vit paraître en Allemagne deux travaux importants, alors qu'Ollivier rapportait en France l'histoire de l'épidémie qu'il avait observée.

V. Dusch (1), qui vit à Heidelberg des épidémies d'hôpital, vit aussi des épidémies de maison, et après une enquête attentive, ayant déjà dans l'esprit que beaucoup de ces vulvo-vaginites étaient de nature blennorrhagique, avait retrouvé dans la moitié des cas environ la source du mal, la contagion venant des frères, des parents, des sœurs, etc.

La même année, *Pott de Halle* (2) rapporte les résultats d'une observation attentive de douze ans, soit 86 cas de vaginite. Il ne croit pas beaucoup à la fréquence de la contamination par viol; mais il cite la contagion par les linges, les draps de lit, quand parents, frères et sœurs aînés couchent avec ces enfants. Le pus de ces vulvites fut examiné par *Cséri* et *Israël,* qui y constatèrent le gonocoque de Neisser.

Prochownick (3) rapporte, dans le même congrès de gynécologie, le résultat de ses recherches. Il a trouvé 17 fois le gonocoque dans 21 cas de vulvite.

(1) V. Dusch. Uber die infectiose Kolpitis Kleiner madchen in Deutche med. Woch. 1888. N° 41, p. 851.

(2) Pott de Halle. Congrès gynécologie de Halle. Central. fur gyn. 1888. N° 26, p. 422.

(3) Prochownik. Idem.

E. Spalh (1) donne une proportion analogue de vulvite à gonocoque.

Dès lors, l'idée de contagiosité des vulvo-vaginites était entrée dans la science, ainsi que l'idée de la fréquence extrême des vulvites à gonocoques. Cependant, la présence du gonocoque paraissant avoir en médecine légale une importance considérable, nous voyons les légistes s'occuper de cette question. *Vibert* et *Bordas* proclamaient hautement que la présence du gonocoque dans un écoulement n'impliquait nullement comme conséquence que cet écoulement était d'origine vénérienne (2).

Cependant, si nous cherchons à nous expliquer pourquoi le gonocoque de Neisser se retrouve dans tant de vulvo-vaginites, alors que bien peu d'entre elles, de l'aveu de tous les auteurs, sont d'origine vénérienne, nous trouvons que les auteurs ont pu dans beaucoup de cas retrouver comment s'était produite l'infection. Il s'agit souvent d'enfants qui couchent dans le lit de grands frères et de sœurs aînées atteints de blennorrhagie. Souvent ce sont les mêmes objets de toilette, qui servent à tous dans la famille. Beclère (3) rapporte le cas d'une fillette contaminée par la mère atteinte d'écoulement blennorrhagique, dans le lit de laquelle couchait l'enfant.

Dans d'autres cas, il semble que l'écoulement d'un en-

(1) Spalh. Münd. med. Woch. 28 mai 1889, p. 373.

(2) Vibert et Bordas. Médecine moderne. 1891.

(3) Beclère. R. maladies de l'enfance. Juin 1892.

fant de 2 et même 3 ans remonte à la naissance, et on retrouve à cette époque une blennorrhagie chez la mère, ou une opthalmie purulente chez l'enfant (1). Dans certains cas, rapporte *Epstein,* si l'écoulement survenant vers l'âge de deux, trois ans et même quatre ans, paraît venir spontanément, c'est que jusqu'alors il a passé inaperçu.

Quoi qu'il en soit, ce que nous constatons c'est que, une fois admise l'idée de la nature infectieuse de la vulvo-vaginite, on en vint à chercher si, au cours des vulvo-vaginites de l'enfance, il ne pouvait pas se montrer des complications analogues à celles que l'on peut observer au cours ou après toutes les maladies infectieuses, et en particulier de la blennorrhagie; cette dernière maladie pouvant donner des complications de toute sorte, devenant ainsi une maladie « *solius substantiæ* », comme *Souplet* l'a montré dans la thèse (2) qu'il intitule à dessein : « La blennorrhagie, maladie générale ».

Une fois l'esprit éveillé sur ce sujet, les observations ne tardèrent pas, et l'on vit paraître une série d'observations de complications observées au cours des vulvo-vaginites de l'enfance. On publia des observations de complications oculaires, et l'on entrevit dès lors la relation fréquente entre l'opthalmie purulente et la vulvo-vaginite; l'une compliquant l'autre, l'une pouvant servir de

(1) Epstein. Arch. fur dermatologie et syphilis. 1891.

(2) Abel Souplet. Thèse 1893. Paris.

point de départ à l'autre et réciproquement. Ce fait de la coïncidence de l'opthalmie purulente et de la vulvo-vaginite n'est pas rare à l'hôpital des Enfants malades. *M. Hallé,* interne du service de M. Brun, a bien voulu nous communiquer quatre observations d'enfants ayant les deux localisations de la gonorrhée, et dans l'œil et le vagin desquels l'examen bactériologique a montré la présence de gonocoques très abondants.

Morax (1) rapporte le fait d'une fillette qui prit l'opthalmie purulente d'une petite fille atteinte de vulvo-vaginite et qui eut à la suite une arthrite du genou gauche.

Les complications articulaires ne sont pas, en effet, très rares. Nous donnons ici la liste des principaux auteurs qui en ont publié des cas :

Koplik. New-York medical Journal. 21 juin 1890.

Ollivier. Médecine moderne. 25 juin 1891. N° 26, p. 485.

Morax. Progrès médical. 1892. P. 303.

Lop. Gazette des hôpitaux. 1892. N° 42.

Beolère (Revue des maladies de l'enfance. Juin 1892), cite deux cas d'arthrite, l'une radio-carpienne, l'autre tibio-tarsienne, chez deux enfants, l'une de cinq ans ayant subi une tentative de viol; l'autre de 20 mois couchant dans le lit de sa mère atteinte de blennorrhagie.

Cahen-Brach (Jahrb. fur Kurdev. 1893, XXXIV, p. 400), rapporte des cas analogues.

Puis il est des complications beaucoup plus rares; ce sont des complications péritonéales. Signalées d'abord

(1) Morax. Progrès médical. 1892. P. 302.

par *Sanger* (1), par *Welander* (2), par *Huber* (3) et quelques autres dont les noms viendront au cours de notre étude, ces complications n'ont encore donné lieu à aucun travail d'ensemble ; elles sont encore éparses dans la science et fort peu nombreuses, il est vrai. Nous les réunissons toutes ici ; et notre modeste travail n'a d'autre but que d'éclairer un point de l'histoire des vulvo-vaginites des petites filles, en étudiant et en montrant que l'affection vulvaire peut se propager aux organes génitaux internes et au péritoine.

(1) Sanger. Verhandlenger der deutsche geselschaft fur gynecologie. 1888. Leipsig. P. 255.

(2) Welander. Idem.

(3) Archives of Pediatric. 1889. P. 887.

CHAPITRE II

PATHOLOGIE — ÉTIOLOGIE

Les complications péritonéales au cours des vulvo-vaginites sont rares ; la chose est absolument certaine. Cependant, elles doivent être moins rares que la littérature médicale, très pauvre sur ce sujet, semble le montrer. La raison tient certainement à ce que jusqu'au jour où la notion d'infection n'était pas entrée dans l'esprit médical comme étant la cause de la vulvo-vaginite, on n'était pas porté à rechercher les complications de cette maladie. Cependant, si rares soient-elles, elles existent ; l'ensemble de notre travail en montrera les modalités cliniques et les faits publiés jusqu'à ce jour.

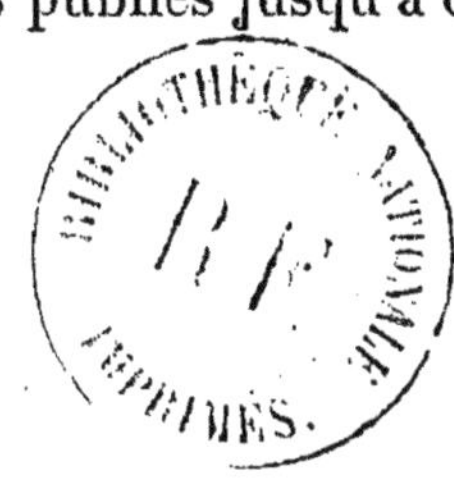

Etant donnée la fréquence extrême des complications utérines, tubaires, ovariennes, pelvi-péritonéales et péritonéales que l'on observe chez l'adulte, on peut se demander pourquoi les complications de même ordre sont si rares chez l'enfant, chez qui la vulvo-vaginite est une maladie très commune ; et cette remarque prend encore plus d'intérêt, si l'on se rappelle que la clinique et le microscope montrent que beaucoup de vulvo-vaginites sont de nature blennorrhagique (nous ne disons pas vénérienne) et renferment le gonocoque de Neisser.

Nous voyons, à ce fait de la rareté des complications péritonéales chez les fillettes atteintes de vulvo-vaginites, des causes multiples.

Examinons successivement ces raisons, qui sont d'ordre anatomique et d'ordre physiologique. Et d'abord, disons que la disposition anatomique des organes génitaux de l'enfant rend parfaitement possible l'infection ascendante par la voie de la continuité, comme cela semble se passer le plus souvent chez la femme. Il est vrai que les nombreux plis peuvent retenir peut-être quelque temps l'infection ; mais chez la petite fille, l'utérus, malgré les différences de proportion qui le distinguent de ce qu'il sera plus tard, peut permettre aux microorganismes de remonter jusqu'à l'orifice des trompes. On sait que, chez la petite fille, l'*utérus est en quelque sorte tout col,* pour employer une expression dont se sert le professeur *Farabeuf* dans ses leçons. Le col, en effet, est souvent à peu près aussi gros qu'il sera plus tard ; c'est à peine s'il croît au moment de la puberté ; le corps seul se développe. Mais l'orifice du col, bien que petit, est parfaitement net. La cavité utérine, bien que petite, existe dans toute son étendue. Quant aux trompes, elles nous ont paru ne présenter que peu de particularités chez l'enfant, et elles sont parfaitement perméables.

On voit donc que l'examen anatomique permet d'admettre, pour les complications péritonéales des vulvo-vaginites de l'enfance, la voie ascendante directe, sans qu'il soit nécessaire d'invoquer la voie lymphatique, qui seule peut et doit suffire dans certains cas pour amener au petit bassin une infection siégeant au vagin, et surtout à l'utérus. Nous sommes portés à formuler cette assertion, par ce fait que chez l'enfant, quand l'écoulement est seulement limité à la vulve et au vagin, quand, en un mot, il y a vulvo-vaginite, les ganglions inguinaux sont très souvent volumineux et parfois douloureux ; alors qu'un examen du système lymphatique de l'enfant et en particulier du creux axillaire, permet de rejeter une adénopathie généralisée d'une autre nature. De ce fait de l'inflammation des ganglions inguinaux dans la vulvo-vaginite, on peut peut-être, par analogie, supposer que l'infection de la muqueuse du col et de l'utérus peut, par voie lymphatique, aller se propager aux ganglions pelviens et amener ainsi les accidents péritonéaux.

Ces considérations anatomiques nous prouvent que la pelvi-péritonite, comme complication de vulvo-vaginite, est très logique ; mais des raisons d'ordre clinique et physiologique vont nous montrer pourquoi elles sont rares.

D'abord l'infection peut être très peu étendue. L'infection pouvant se limiter seulement à la vulve, Bouchut avait même dit que la vaginite n'existait pas. Nous savons ce qu'il faut penser de cette opinion de Bouchut que personne n'a confirmée ; mais il est certain que dès qu'il n'y a que vulvite, il ne saurait y avoir infection ascendante. Le premier stade de l'infection est donc la vulvite, le second la vaginite ; et l'hymen semble être une première barrière contre l'infection ; faible il est vrai, puisque le plus souvent elle est franchie et qu'on se trouve en présence d'une vulvo-vaginite avec écoulement clitoridien, puis vulvaire, et une ou deux gouttes de pus à l'orifice même du vagin. Un fait de pratique montre bien que le vagin est le plus souvent intéressé dans l'infection. Les lavages au permanganate, tels qu'on les pratique à l'hôpital des Enfants malades, pour les vulvo-vaginites, nous ont montré que le plus souvent, au début du lavage, quand la sonde vient d'être introduite dans le vagin, il sort autour de la sonde, par l'orifice de l'hymen et chassé par le courant, une quantité de pus parfois assez considérable.

Mais ce n'est pas le fait du peu de profondeur de l'infection dans certains cas, qui expliquerait la rareté des complications péritonéales au cours des vulvo-vaginites. Il est des raisons d'ordre physiologique qui ont autrement de valeur. Il est en effet des causes qui favorisent les affections ascendantes chez la femme ; il suffit de se les rappeler pour se rendre compte que ces causes manquent chez l'enfant. Chez l'enfant, le repos dans lequel se trouve l'ensemble de l'appareil génital, l'absence de congestion périodique du côté du système tout entier, l'absence d'écoulement cataménial, sont autant de causes qui rendent plus difficile l'infection ascendante ; car nul n'ignore l'influence qu'ont chez la femme, dans la génèse des accidents de l'appareil génital interne, le coït, les congestions actives ou passives, les règles, la présence d'un écoulement normal ou morbide.

Nous avons donné les raisons qui nous semblent expliquer la rareté des complications péritonéales dans les vulvites infantiles, mais il nous faut chercher, quand ces complications éclatent, s'il ne s'est pas trouvé quelque cause qui ait pu les provoquer.

Sur ce sujet nos obervations sont muettes ; et nous sommes réduits à des hypothèses. Peut-être la masturbation a-t-elle une influence. Nous n'oserions l'affirmer. Ce que nous pouvons affirmer par des faits observés par nous à l'hôpital des Enfants malades, c'est que les habitudes de masturbation prolongent au-delà d'une durée que rien ne permet de prévoir certaines vulvo-vaginites, contre lesquelles les traitements sont absolument impuissants.

Maintenant que nous savons que les complications péritonéales existent et peuvent exister, nous devons nous demander quels sont les organismes que l'on rencontre dans ces péritonites. Malheureusement nous n'avons pu trouver aucun renseignement sur ce sujet, ni faire aucune recherche personnelle, la clinique ne nous en ayant pas offert le moyen. Dans un des cas que nous rapportons, celui de Sanger (1), il est parlé de gonorrhée. Il semble donc que le pus de la vulvo-vaginite renfermait dans ce cas du gonocoque. Mais ni le pus des pyosalpingites qu'on verra indiquées dans ce travail, ni le pus des péritonites mortelles que nous relaterons n'a été examiné. Il y a donc une lacune dans notre travail, lacune, il est vrai, que nous ne pouvions combler. Mais étant donnée la fréquence extrême du gonocoque dans les écoulements vulvaires de l'enfance, nous pouvons supposer qu'il en était de même dans plusieurs des cas que nous rapportons. Du reste, alors même que des examens bactériologiques du pus vulvaire nous eussent montré des gonocoques, nous n'aurions rien pu conclure sur la nature des organismes qui amènent les complications péritonéales. La question de la péritonite blennorrhagique à gonocoque est encore une question un peu pendante chez l'adulte, et les travaux remarquables de *Bumm,* de *Wertheim,* de *Charrier* laissent encore planer quelques doutes. Aussi nous retiendrons seulement de cette courte étude critique les faits suivants :

Les complications péritonéales des vulvo-vaginites sont rares ; l'anatomie des organes génitaux de l'enfant permet d'admettre la voie ascendante directe. La voie lymphatique est possible. Quant à l'agent infectieux, nous n'avons aucun renseignement sur sa nature.

(1) Loco citato.

CHAPITRE III

SYMPTOMES

Les faits cliniques que nous avons observés et ceux dont nous rapportons l'histoire sont évidemment trop peu nombreux, pour nous permettre de nous étendre longuement sur les symptômes et sur la marche des complications péritonéales qui peuvent survenir chez les petites filles atteintes de vulvo-vaginite.

Et d'abord, nous sommes dans une complète ignorance de l'époque à laquelle apparaissent le plus souvent les accidents péritonéaux. Dans plusieurs observations, nous voyons que l'écoulement vaginal avait passé inaperçu, ou bien qu'il inquiétait si peu les parents que ceux-ci n'y attachaient aucune importance. Ceci ne nous étonne guère. Il suffit d'avoir observé ce qui se passe souvent aux consultations des hôpitaux d'enfants pour n'en être pas surpris. On voit des parents demander une consultation sur un point quelconque de la santé de leurs fillettes, chez lesquelles le médecin découvre accidentellement la présence d'un écoulement vaginal parfois très abondant et datant souvent de plusieurs semaines. Il n'est donc pas étonnant que nous ne voyions pas relaté à quelle période de la vulvo-vaginite en étaient les enfants qui ont eu les complications péritonéales qui nous occupent.

Si maintenant nous cherchons à classer les observations que nous avons recueillies, nous voyons que, dans plusieurs cas, les enfants ont succombé à leur péritonite; que dans un cas, qui nous est personnel, l'enfant n'est pas arrivée à la péritonite suppurée, que les accidents alarmants du début ont retrocédé, que le péritoine fortement touché et ayant réagi d'une manière violente, est rentré dans le repos après avoir donné des signes évidents de son atteinte, et que la fillette est complètement guérie. Enfin, en recherchant ce que les auteurs ont écrit sur le sujet, nous voyons que plusieurs auteurs allemands se sont étonnés de voir chez des jeunes filles vierges des adhérences péritonéales, voire même des salpingites dont ils n'ont pu retrouver la cause; de sorte que, dans ces cas, l'affection a été en quelque sorte latente.

Von Saxinger (1), au congrès de gynécologie de la So-

(1) Von Saxinger. Verhandleingen der deutsches gesellschaft fur gynecologie. Volume de 1886.

ciété allemande, signale quelques cas de pyosalpingites chez des filles vierges non déflorées, et qu'il a observés.

Sanger (1) de Leipsig, au congrès de gynécologie, à propos d'un cas que nous rapporterons, dit que la vulvo-vaginite des enfants est, à cause de la possibilité de sa propagation aux organes génitaux internes et au péritoine, une maladie sérieuse. Il fait remarquer à ses collègues que souvent, chez des jeunes personnes de 15 à 20 ans, on trouve des traces de pelvi-péritonite antérieure sans que souvent on ne puisse obtenir d'éclaircissement sur leur origine et sur leur état aigu. « Je suis convaincu, dit-il, que les états de régime doivent être très souvent rapportés à une affection gonorrhéique. »

Il est donc un ensemble de faits qui montrent que les complications génitales et péritonéales des vulvites peuvent se produire chez des fillettes sans qu'il se produise non seulement une grande réaction péritonéale, mais encore sans que la santé soit altérée le moins du monde, sans que le médecin soit seulement consulté, et cela parce que les enfants n'éprouvent aucune douleur, aucune gêne abdominale.

Voilà donc un premier stade, c'est l'infection en quelque sorte latente; la marche ascendante du processus morbide s'était faite au milieu d'une parfaite santé.

Nous ne pouvons nous empêcher de comparer ces faits à ceux que l'on observe chez l'adulte ; car, combien de femmes ont eu le péritoine du petit bassin légèrement

(1) Sanger. Leipsig. Verhandleing. etc... Vol. 1888, p. 255.

touché, vivent avec des adhérences pelviennes certainement pathologiques, et n'ont ressenti cependant aucun trouble sérieux, sans que des douleurs vives aient attiré leur attention sur leurs organes abdominaux.

Mais, nous croyons que l'analogie peut se poursuivre plus loin entre la pathologie de l'enfant et de l'adulte, et nous allons voir que si parfois il semble que l'infection ascendante allant même jusqu'à altérer le péritoine peut se produire sans réaction générale, il est des cas où le péritoine à peine touché peut réagir violemment. Mais ici encore, la maladie peut tourner court, la péritonite n'arrive pas jusqu'à la suppuration ; et cependant le péritoine se défend avec tout le cortège de réaction qui lui est propre, sans qu'il se fasse aucun foyer purulent. Il y a plus de *péritonisme que de péritonite*, pour employer un mot aujourd'hui communément employé, puis tout rentre dans l'ordre.

Nous rapportons à ce sujet une observation d'une petite malade observée par nous dans le service de M. le professeur Grancher, à l'hôpital des Enfants malades :

OBSERVATION I

Julia G..., âgée de 9 ans, entre le 3 juillet 1894, à l'hôpital des Enfants malades, salle Parrot, lit n° 17.

Les parents paraissent bien portants. La mère a eu quatre enfants ; deux sont morts de la coqueluche ; les deux autres, dont notre petite malade, sont habituellement en bonne santé. Notre petite malade est d'apparence assez belle ; nourrie au sein par la mère, elle a été élevée à la campagne jusqu'à l'âge de 8 ans. Dernièrement, elle a fait un séjour à l'hôpital pour un petit abcès du poignet qui a été ouvert dans le service de M. le docteur de Saint-Germain et qui est parfaitement guéri. La mère la ramène à l'hôpital, parce qu'elle perd du pus par le vagin. Cet écoulement est du reste très ancien ; il date d'au moins cinq ou six mois ; mais depuis quelques jours l'écoulement augmente sans cesse ; la mère jusqu'à présent s'est contentée de faire quelques lavages externes à l'eau boriquée ; mais l'écoulement, loin de s'arrêter, s'accroît et elle commence à être inquiète.

Le 3 juillet, jour de l'entrée à l'hôpital, on constate que les linges de l'enfant sont fortement tachés de pus verdâtre empesant le linge. La vulve est rouge, les grandes lèvres un peu tuméfiées ; sur les cuisses il existe des exsudats croûteux peu épais et jaunâtres, restes d'un liquide épais ayant séché. Les grandes lèvres écartées, on voit un écoulement verdâtre, très abondant. Hymen intact. Urèthre enflammé. La mère n'a jamais remarqué chez son enfant des habitudes de masturbation.

Il est décidé que l'enfant sera soumis au traitement habituel qui réussit le mieux en pareil cas, des lavages au permanganate de potasse à $\frac{1}{1000}$.

Le 4 juillet, la surveillante de la salle fait à l'enfant, dans les conditions ordinaires et sans aucun incident, un lavage au permanganate.

Le 4 juillet au soir, l'enfant a encore bien mangé ; elle se plaint cependant un peu du ventre qui est un peu douloureux à la pression.

Le soir, la température, qui était normale jusqu'alors,

s'élève à 38°6. Dans la nuit apparaissent des accidents sérieux. L'enfant dort mal, vomit plusieurs fois, d'abord des aliments, puis à la fin de la nuit des matières verdâtres, puis au matin la malade a un vomissement nettement poracé.

Le 5 au matin, la température a atteint 39°2.

Le facies est légèrement grippé ; les yeux sont brillants et un peu enfoncés ; la malade se plaint beaucoup du ventre, surtout dans la région sous-ombilicale et autant à droite qu'à gauche dans les fosses iliaques accuse de vives douleurs. Le ventre est plutôt retracté, mais tendu. Il est si douloureux que la palpation et la percussion ne peuvent être pratiquées d'une façon profonde.

Le pouls est rapide, assez bien frappé cependant. L'enfant a une selle à peu près normale le matin même.

La petite malade n'est pas si abattue ; la voix n'est pas éteinte.

L'écoulement purulent du vagin a notablement diminué.

Le diagnostic d'un début de péritonite consécutive à une vulvo-vaginite est porté. Il est prescrit : une potion contenant 12 gouttes d'élixir parégorique, des cataplasmes laudanisés, une vessie de glace sur le ventre. Du lait et de l'alcool seulement à l'intérieur.

Le soir, on met une ventouse scarifiée à gauche et à droite sur les régions ovariques. La température s'est abaissée un peu, elle est de 38°8 le soir. Les vomissements ont tendance à s'arrêter.

Le 6 au matin le mieux s'accentue. La palpation, encore douloureuse, est possible et permet de constater qu'il n'existe aucun empâtement profond dans le péritoine et les fosses iliaques. Le ventre est sonore dans toute son étendue ; pas d'empâtement du côté du cœcum. La température est tombée à 37°4. Il n'y a eu qu'un seul vomissement dans la nuit; les matières rendues sont moins verdâtres.

On continue l'opium à l'intérieur.

Le soir, la température a remonté à 38°, mais pas de vomissement, pas de selle.

Le 7, la température remonte à 38°5 ; l'enfant se plaint de douleur dans l'épaule gauche, mais il n'existe sur son épaule ni rougeur ni œdème.

Le 8, la température est redevenue normale. L'état général s'améliore. La douleur d'épaule a disparu.

Le 9, état satisfaisant; l'enfant s'alimente un peu.

Le 10, on peut considérer la malade comme guérie. Depuis le 5, l'écoulement vaginal du début a notablement diminué ; il disparaîtra complètement dans quelques jours.

Le 11, le 12, le 13, le mieux continue. La palpation ne permet de rien percevoir dans les fosses iliaques. La malade est jugée guérie.

Le 15, l'enfant est un peu mal en train.

Le 17, l'enfant est passée à la salle de la rougeole avec un début d'éruption.

Depuis, elle a guéri de sa rougeole sans complication, ainsi que de sa vulvite.

A côté de ce fait qui s'est terminé rapidement par la guérison, il en est d'autres où la maladie semble revêtir le type d'une péritonite bien caractérisée au petit bassin. Nous trouvons à ce sujet le fait d'une pelvi-péritonite terminée par guérison, dans une observation de Sanger, rapportée dans une discussion de la Société allemande de gynécologie.

Sanger (1), à propos des épidémies familiales de vulvo-vaginite, rapporte une petite épidémie dont voici l'histoire :

OBSERVATION II

La mère de la petite malade avait été contaminée par le mari; elle était enceinte de huit mois à cette époque. L'enfant vint avant terme et contracta une opthalmie purulente. Aussitôt le second enfant, âgé de 3 ans 1/2, tomba malade d'une vulvo-vaginite et d'une pelvi-péritonite, impossible à méconnaître. Cette dernière maladie se termina par la guérison qui eut lieu après une période critique de trois semaines.

Mais les infections peuvent ne pas être limitées au petit bassin; elles peuvent se généraliser, et à côté des pelvi-péritonites, il y a les péritonites généralisées.

Dans ces cas, l'organisme étant peut-être moins résistant, ou l'agent infectieux plus virulent, les accidents ne s'arrêtent pas, la suppuration s'établit et la mort est la règle.

(1) Sanger. Verhandleingen der deutsche gesellschaft fur gynecologie. Page 255. Leipsig.

L'observation la plus remarquable que nous avons pu recueillir de ces cas de péritonites mortelles, est celle que rapporte François Huber de New-York, dans les Archives de Pediatric (1).

OBSERVATION III

Péritonite aiguë consécutive au catarrhe vulvo-vaginal chez une fille de 7 ans, simulant une perforation de l'appendice. La laparotomie. Mort. Par François Huber de New-York.

La malade, une fillette de 7 ans, avait un écoulement vaginal depuis peu de temps. C'était une enfant extrêmement anémique, et, quoique frêle, elle ne se plaignait pas beaucoup. Habituellement constipée. Appétit faible. La vulve était enflammée et il y avait quelques gouttes de pus à l'orifice uréthral. Le liquide vaginal était verdâtre et fort abondant. L'hymen était intact ; aucune trace de violence sur les organes génitaux. Un interrogatoire serré ne parvint pas à découvrir aucune cause de catarrhe vulvo-vaginal. Malheureusement un examen de l'écoulement en vue de découvrir le coccus caractéristique ne fut pas effectué. Pendant quelques jours la malade fut traitée dans le service. De la douleur vers les régions pelviennes inférieures, accompagnée de faiblesse générale, lui fit prendre le lit. Le jour suivant, 1er juin, elle vomit une

(1) Huber. Archives of Pediatric. 1889. Page 887.

fois ; un peu de sang était mêlé aux déjections stomacales. Une légère douleur sur le pulvis se révélait au toucher abdominal. Le pouls était bon ; pas de douleur bien nette. Il y avait un peu de diarrhée, quoique la constipation fût la règle ; la température rectale était normale. La petite, à cette visite, était tout à fait en train, quoique très faible.

A la visite du matin, le tableau s'était assombri, et la malade était en collapsus. Cet état avait commencé peu auparavant. La température était maintenant au-dessus de la normale ; on constatait de la douleur dans la fosse iliaque droite, avec rigidité musculaire du même côté de l'abdomen ; vomissements répétés.

Prenant en considération ce que l'attaque avait de soudain, le collapsus, la température élevée, la douleur dans la région inguinale droite, ainsi que les troubles digestifs qui l'accompagnaient, et le fait antérieur de la constipation, j'étais porté à soupçonner une perforation de l'appendice vermiforme.

Quelques heures après, le Dr Charles Deuhard (1er juin) vit l'enfant et exprima la même manière de voir.

Le lendemain matin (2 juin), on nota de la difficulté à uriner, attribuée à une péritonite. L'enfant s'était relevée de son collapsus et allait certainement mieux. Moins de vomissement. Le professeur A. Jacobi fut appelé en consultation, et pour les raisons rapportées plus haut confirma le diagnostic. Comme l'urine n'avait pas été examinée depuis la veille au matin, elle fut examinée et reconnue pure d'albumine. Le vomissement réapparut bientôt, et rapidement devint verdâtre. Le tympanisme commença et s'accentua ; l'abdomen était un peu plus mou. Malgré la morphine, les douleurs étaient très aiguës. Le pouls devint plus fréquent et plus faible ; état général mauvais.

Le jour suivant, lundi 3 juin, à cinq heures du soir, le professeur Win. T. Bull fut appelé en consultation. Le diagnostic de péritonite aiguë due probablement à une perforation, fut porté par lui. Une laparotomie fut proposée, le danger du cas étant pleinement expliqué à la famille.

Température rectale 101 F.

Pouls 150 et très faible.

Vomissements incessants et réfractaires à tous les nombreux remèdes auxquels on eut recours.

Huit heures après (une heure du matin, 4 juin), les parents finirent par consentir à une opération, bien qu'ils eussent été informés que le cas était désespéré et que les perspectives du succès final n'étaient pas bien encourageantes.

Le chloroforme fut administré avec circonspection et habileté par le docteur Deuhard, et le docteur Bull ouvrit l'abdomen par une incision latérale au-dessus du colon.

Un liquide sero-purulent fut trouvé en grande quantité dans la cavité abdominale ; les intestins étaient distendus par les gaz, congestionnés et çà et là tapissés de lymphe. L'appendice fut recherché et découvert après quelque difficulté. Il présentait un aspect parfaitement normal et aucune concrétion fécale, aucun corps étranger ne pouvait être découvert à travers la paroi.

La trompe droite de Fallope, cependant, avec ses extrémités frangées, était enflammée et épaissie et évidemment avait fermé la voie par laquelle le processus de l'infection avait réussi à pénétrer jusqu'à la cavité péritonéale et de la sorte avait donné naissance à une série de symptômes simulant exactement une perforation de l'appendice.

Le véritable caractère du cas ne se révélait qu'au moment de l'opération. L'abdomen fut nettoyé avec de l'eau chaude, la blessure recousue et un pansement antiseptique appliqué.

Une injection rectale d'eau chaude et d'alcool fut alors administrée et la malade remise au lit avec la tête basse.

Selon toute apparence, l'opération n'ajouta aucun élément de trouble à l'état déplorable de l'enfant.

Vingt heures après la mort survint d'une syncope, la souffrance et les vomissements ayant persisté jusqu'à la fin.

Dans l'article que Huber de New-York consacre à l'observation remarquable que l'on vient de lire, il est également mentionné deux autres cas de péritonite qui semblent bien aussi avoir eu pour point de départ un écoulement vaginal :

« Il y a quelques jours j'ai vu, grâce à la courtoisie du docteur A. W. Newfield, une fillette de 11 ans avec une maladie aiguë dont la manifestation principale était une souffrance intense dans l'aine droite, avec difficulté à uriner, quelques vomissements et une sensibité douloureuse avec rigidité du côté droit de l'abdomen ; la cuisse était elle-même infléchie sur l'abdomen.

L'existence d'un sérieux catarrhe vaginal nous mit sur nos gardes, et l'examen vaginal révéla l'absence de l'hymen et un ovaire enflammé et d'une exquise sensibilité. »

Hadfield (1) rapporte un cas où la péritonite se généralisa également.

Le docteur Caillé (2), dans la discussion qui suivit le récit de l'observation de Huber, rapporte également qu'il a observé un cas chez une enfant de 5 mois. Le père avait la chaude-pissse. L'enfant avait une opthalmie purulente et une vulvo-vaginite. Finalement, elle fut prise d'une péritonite à laquelle elle succomba.

Nous avons trouvé dans la littérature anglaise une observation qui mérite également d'être citée complètement :

OBSERVATION IV

Cas de péritonite généralisée, aiguë, rapidement mortelle chez une enfant qui présentait de la vulvo-vaginite, par Lindsay Steven, médecin assistant à l'hôpital royal de Glascow (3).

La malade était une fillette de quatre ans, Marie M... Son père et sa mère avaient toujours été bien portants.

(1) Hadfield. Archives of Pediatric. 1886.

(2) Caillé. Communication de Huber. (Loco citato.)

(3) Lindsay Steven. The Lancet. 30 mai 1891.

L'enfant, avant l'apparition de la maladie, qui devait lui être fatale, n'avait jamais été soumise aux soins du docteur Headrick, médecin habituel de la famille et qui avait soigné ses frères et sœurs pour des indispositions insignifiantes.

Le 12 mai 1890, au matin, l'enfant prit son déjeuner comme d'habitude ; elle avait été à la selle avant le repas et semblait aussi bien qu'à l'ordinaire.

A dix heures du matin, elle vint se plaindre à sa mère de mal au ventre et sa mère, pensant qu'elle avait besoin d'aller au cabinet, l'y conduisit ; mais elle n'eut pas de selle et urina seulement un peu.

Durant la matinée, l'enfant fit une marche d'un demimille pour aller chez sa grand'mère ; mais là, les souffrances abdominales devinrent si aiguës, qu'on lui administra deux gouttes de laudanum. Au retour, la malade dut être portée pendant toute la route ; après quoi, une dose de sels lui fut administrée par la mère. L'après-midi, le mal empira et l'on fit chercher le docteur Headrick, entre cinq et six heures du soir. Il trouva l'enfant pâle et l'air un peu abattu ; il y avait une sensibilité extrême dans le côté droit de l'abdomen. La température était de 104 F. ; le pouls était faible et assez fréquent. Il n'y avait pas de toux ; l'urine paraissait normale. On fit des fomentations ; le docteur Headrick prescrivit une potion calmante avec une goutte de teinture de digitale, pour relever l'état du pouls.

Le lendemain, 13 mai, au matin, l'enfant n'était pas mieux et durant l'après-midi elle devint très agitée et se mit à délirer. Le docteur Headrick m'appela dans la soirée par télégraphe et je vis la malade vers huit heures.

Elle était tout à fait abattue, ses lèvres étaient sèches et elle essayait sans cesse de les mouiller. Elle était très inquiète et par instant faisait des efforts pour vomir.

Le pouls était à 120 ; la langue épaisse ; la face pâle ; l'abdomen était uniformément distendu ; et la percussion montrait du tympanisme extrême. La pression du ventre au-dessous de l'ombilic et sur le côté droit de l'abdomen produisait une souffrance considérable. Pendant que je l'examinais, une selle claire, abondante, d'odeur acide, mêlée de mucus fut évacuée, et en même temps je remarquai un écoulement vaginal. La mère, questionnée sur l'écoulement vaginal, nous dit qu'il s'était montré depuis quelque temps, mais que l'enfant ne s'était pas plaint, et que pour cette raison elle n'y avait fait que peu d'attention. Comme diagnostic, nous posâmes le diagnostic de péritonite généralisée, et je ne pus m'empêcher de penser que le catarrhe vulvo-vaginal était, suivant toute probabilité, la cause de cet état grave du péritoine. Cela me paraissait extrêmement vraisemblable en l'absence de tout antécédent pouvant être l'indice de troubles intestinaux ou péritonéaux préalables. De plus, les copieuses selles rendues pendant ma visite, rendaient peu probable l'idée d'une obstruction intestinale. En dehors de la leucorrhée, la seule conclusion à laquelle nous aurions pu nous arrêter, aurait été que la péritonite était due à une rupture de l'intestin, et probablement de l'appendice.

Le pronostic était nécessairement très sérieux, et comme traitement nous conseillâmes de continuer les fomentations, quatre gouttes de laudanum toutes les quatre heures et une demi-cuillerée à thé d'eau-de-vie toutes les heures.

Le jour suivant, le 14, je reçus une note du docteur Headrick m'informant que l'enfant avait succombé vers les dix heures du matin de ce même jour. Elle s'était affaiblie graduellement et à la fin était devenue livide. Des attaques convulsives étaient survenues peu de temps avant la mort et l'abdomen s'était distendu davantage. Malheureusement on ne put obtenir l'autopsie (1).

Si maintenant nous essayons de résumer en quelques mots l'ensemble des faits que nous venons de rapporter, nous nous croyons autorisé à admettre que parfois, au cours des vulvo-vaginites, les organes génitaux internes peuvent être touchés sans qu'aucun symptôme morbide apparent ne se montre ; que d'autres fois le péritoine peut être touché et réagir violemment, mais qu'alors même que le tableau clinique est en tous points celui d'une péritonite, les accidents peuvent retrocéder et la santé complètement se relater. Enfin que, dans certains cas, la péritonite continue à évoluer, que la suppuration devient abondante et qu'alors la mort semble fatale très rapidement dans certains cas, en quelques jours au plus dans d'autres.

(1) Cette observation concorde en tous points avec une observation (observation V) de la Thèse de Charrier, Paris, 1892, « De la péritonite blennorrhagique chez la femme », observation qui est donnée sans nom d'auteur ni indication bibliographique.

CHAPITRE IV

DIAGNOSTIC

Jusqu'à ces dernières années, le diagnostic de l'affection qui nous occupe n'avait pas encore été fait, tant les esprits étaient éloignés de songer à la possibilité d'une péritonite consécutive à une vulvo-vaginite.

La première fois que nous voyons un médecin penser à la possibilité d'une péritonite développée consécutivement à une vulvo-vaginite, c'est en 1889, lorsque *Huber* de New-York, au cours de la laparotomie chez une fillette qu'il croyait atteinte d'une perforation de l'appendice, eut subitement le diagnostic devant les yeux, en trouvant un ovaire enflammé et une trompe de Fallope épaisse et indurée. Mais aujourd'hui, prévenu par les faits rapportés depuis cette époque, devant une enfant atteinte de vulvo-vaginite et présentant subitement des complications péritonéales, l'attention devra être excitée sur la possibilité de la propagation de l'inflammation de la vulve jusqu'au péritoine. Cependant nous disons que, même dans de pareils cas, c'est encore par un diagnostic d'exclusion que le médecin devra en venir à admettre comme cause de l'affection péritonéale qu'il aura devant les yeux, le catarrhe vulvo-vaginal.

Aussi, en présence d'une enfant atteinte de vulvo-vaginite et présentant des signes de péritonite soit au début, soit à la période de suppuration, voyons devant quelles variétés de péritonite on peut se trouver et quels pourront être les éléments différentiels qui permettront d'établir avec une presque certitude, dans certains cas, que l'écoulement vaginal a été le point de départ des accidents péritonéaux.

Ceci nous amène à dire quelques mots des péritonites de l'enfance et en particulier de celles qui peuvent s'ouvrir dans le vagin.

Et d'abord, il est une affection qui peut simuler en tous points, tant par son début brusque que par l'ensemble des symptômes que présente la maladie, l'affection qui fait le sujet de ce travail : c'est l'appendicite perforante et la péritonite qui en résulte. En effet, que voyons-nous dans le cas de Huber rapporté plus haut : une fillette de 7 ans chez qui le tableau clinique fut celui d'une perforation de l'appendice ; constipation antérieure, douleur dans la fosse iliaque droite avec rigidité musculaire de la paroi du même côté, vomissements, collapsus ; et tous ces symptômes paraissent si nets que plusieurs médecins appelés en consultation portent tous le diagnostic de perforation de l'appendice.

Il faut avouer que, dans de pareilles circonstances, la présence d'un écoulement vaginal ne doit passer qu'en seconde ligne ; les affections du cœcum chez l'enfant étant beaucoup plus fréquentes que la très rare complication de la vulvo-vaginite que nous avons en vue dans ce travail.

A côté des affections d'origine cœcale ou appendiculaire, en un mot intestinales, qui peuvent donner une péritonite et même parfois s'ouvrir dans le vagin, il faut citer les péritonites tuberculeuses qui, à un moment donné, peuvent donner lieu à un tableau clinique un peu semblable à celui des observations que nous avons rapportées, quand elles coïncident avec une vulvo-vaginite chez une fillette, comme le cas n'est pas rare chez les petites tuberculeuses. Mais ici, l'histoire de la maladie, la lenteur des accidents qui marchent par poussées successives, les troubles du côté du tube digestif, l'état local de l'abdomen, diffèrent beaucoup. De plus, la marche des accidents est toute différente.

Nous aurons épuisé les maladies qui peuvent simuler chez les petites filles les accidents qui nous occupent, quand nous aurons dit quelques mots des péritonites autres que les péritonites tuberculeuses qui peuvent s'ouvrir dans le vagin. Les observations sont très rares ; les péritonites dites idiopathiques de l'enfance étant elles-mêmes peu communes. C'est ainsi que si nous consultons les travaux déjà anciens de Duparcque (1), puis la thèse de Gauderon (2), nous ne voyons aucun cas parmi ces péritonites qui puisse avoir eu une origine vulvaire. La plupart des faits recueillis par Gauderin regardent cependant des fillettes; à ce point qu'un auteur avait, avant Gauderon, dit que les péritonites idiopathiques de l'enfance étaient l'apanage exclusif des petites filles. Il n'en est rien. Mais dans les observations de la thèse de Gauderon, il semble qu'il faille écarter pour ces péritonites une origine génitale (3).

Dans un seul cas seulement, il est dit que les ovaires étaient rouges et malades. Dans les autres observations, il n'est rien dit ni de l'utérus, ni des annexes, ni de la présence d'une vulvo-vaginite. Cependant plusieurs de ces péritonites étaient bien localisées au bassin et étaient, dans l'acception du mot la plus générale, des pelvi-péritonites. Du reste, l'ouverture dans le vagin de ces sortes de péritonites doit être fort rare; Gauderon (4), dans son travail sur les péritonites idiopathiques, n'en cite pas un seul exemple.

Ayant eu l'occasion de voir un cas tout à fait remar-

(1) Duparcque. Péritonite essentielle des jeunes filles. Annales d'obstétrique et des maladies des femmes et des enfants. 1842.

(2) Gauderon. Thèse. Paris, 1876.

(3) Gauderon. Thèse. Paris, 1876.

(4) Loco citato.

quable d'une péritonite ouverte dans le vagin chez une fillette de 11 ans, dans le service de M. le professeur Grancher ; péritonite pelvienne qui simulait une péritonite développée autour des organes génitaux internes, à ce point que plusieurs observateurs expérimentés avaient porté ce diagnostic. Nous croyons compléter ce travail en relatant ce cas remarquable par plus d'un côté, comme il s'est déroulé successivement dans le service de M. le professeur Grancher et de M. le docteur Brun.

OBSERVATION V

Pelvi-péritonite. Ouverture dans le vagin, la vessie et l'ombilic. La laparotomie. Guérison.

La petite Léonie W..., âgée de 11 ans, entre à l'hôpital des Enfants malades le 19 mars 1894, salle Parrot, n° 6. Les antécédents héréditaires sont assez bons. Le père et la mère se portent bien ; il y a cinq autres enfants en bonne santé.

Notre petite malade est amenée parce qu'elle rend du pus par le vagin et parce qu'elle souffre beaucoup du ventre.

C'est une fillette qui est née à terme, qui a été nourrie au sein, qui n'a eu qu'une maladie, la rougeole, il y a deux ans. Elle n'a pas eu de vulvo-vaginite.

Elle est malade depuis trois mois. L'enfant, à cette époque, a commencé à souffrir dans le ventre ; elle avait de la fièvre, de l'insomnie, et était un peu constipée. Elle est restée trois semaines au lit ; depuis, le ventre est toujours douloureux ; la mère a constaté une petite tumeur dans la fosse iliaque droite ; elle a remarqué que l'enfant ne pouvait marcher que courbée en avant. Les selles ont toujours été régulières. Mais depuis quinze jours (le début de mars), à la suite de quelques douleurs dans le ventre un peu plus vives que d'habitude, elle a perdu par le vagin du pus mêlé de sang. Depuis, cet écoulement a continué tous les jours sous la forme d'un léger suintement auquel un peu de sang se mélange de temps en temps.

A l'entrée à l'hôpital, le 20 mars, on se trouve en présence d'une fillette amaigrie, paraissant assez profondément touchée.

Le ventre attire l'attention. Au palper, on constate que toute la région sous-ombilicale est empâtée, dure et mate à la percussion. Une pression un peu vive au niveau de la fosse iliaque droite détermine l'issue par le vagin d'une quantité de pus assez notable. Le ventre est uniformément induré ; nulle part on n'a la sensation d'un gâteau péritonéal. L'ombilic est un peu large. Il n'y a pas de fièvre.

Le 22 mars, le thermomètre s'est élevé le soir à 39°. L'enfant souffre un peu plus dans le ventre ; elle a perdu abondamment la veille par le vagin. Les urines contiennent un dépôt de pus assez abondant. Mais les urines apparaissent un jour avec du pus, le lendemain sans pus.

Malgré ces symptômes, l'état général n'est pas plus mauvais ; l'appétit est assez bon. L'examen de l'appareil respiratoire est négatif.

A ce moment, le diagnostic reste très incertain. Dans le service de M. le professeur Grancher, où se trouve la malade, les avis sont partagés ; beaucoup pensent à une péritonite développée autour des organes génitaux et ouverte dans le vagin. On prononce même le nom de pyosalpingite.

Le 25 au soir, le thermomètre marque 39. On remarque que l'ombilic de la malade devient rouge, déplissé, tendu, un peu douloureux à la pression.

Le pus du vagin est recueilli et examiné sur lamelles. On trouve des chaînettes de cocci et pas de bacille tuberculeux. Deux cobayes sont inoculés avec ce pus ; l'un sous la peau, l'autre dans le péritoine ; on espère ainsi éclairer le fait de la nature tuberculeuse de la maladie.

Le 26, on sent une fluctuation nette au milieu de l'ombilic et une cuillerée à bouche de pus fait issue par une petite perforation spontanée au niveau du sommet de l'ombilic.

Les jours suivants, l'écoulement continue à se faire soit par l'ombilic, soit par le vagin. Les urines tantôt sont claires, tantôt contiennent du pus, surtout lorsque l'écoulement vaginal est abondant. Le ventre, dans sa portion sous-omblicale, reste mat et dur.

Le docteur Brun, chirurgien de l'hôpital des Enfants malades, à qui la malade a été montrée, est d'avis d'intervenir chirurgicalement si la fièvre s'installe.

Or, le 31 mars et les trois premiers jours d'avril, la température se mit à osciller entre 38 et 39°, avec rémission matinale.

L'opération est décidée pour le 4 avril. A ce moment il existe une ouverture ombilicale ; les urines sont un peu troubles ; l'écoulement vaginal est presque complètement tari.

Opération le 4 avril. M. Brun pratique une incision sur la ligne médiane, longue de trois travers de doigt environ, partant du milieu de la distance qui sépare l'ombilic de la symphyse et s'étendant en bas jusque vers le pubis. En arrivant sur l'aponévrose, on voit sourdre de la partie supérieure de la plaie une gouttelette de pus.

L'ouverture ombilicale est alors agrandie aux ciseaux, et sur le doigt introduit dans la cavité abdominale par cette ouverture, l'aponévrose et le péritoine qui forment le fond de l'incision inférieure sont incisés. A ce moment, il s'écoule du ventre deux ou trois cuillerées à bouche au plus d'un pus verdâtre d'apparence phlegmoneuse. M. Brun introduit alors la main dans la cavité abdominale. Au bas, la main plonge dans l'excavation et M. Brun peut sentir l'utérus. En haut, la poche purulente est limitée par des adhérences multiples qui forment une sorte de dôme. L'exsudat péritonéal est si épais qu'on ne reconnaît pas, à travers, les anses intestinales qu'il entoure. M. Brun fait alors un grand lavage de la cavité à l'eau bouillie.

Deux tamis sont laissés dans la plaie : l'un va de l'orifice ombilical à l'incision inférieure ; l'autre plonge directement dans le bassin. On fait quelques points de suture. Pansement ouaté épais.

Le lendemain, 5 avril, le pansement de la veille étant mouillé, on le défait. En pressant sur les fosses iliaques, on fait sourdre un peu de pus phlegmoneux.

Pas de fièvre ; la malade n'aura pas la moindre élévation de température depuis ce moment jusqu'à son départ de l'hôpital.

Les jours suivants, la malade mouille beaucoup son pansement ; l'écoulement qui se fait par les drains n'est pas très purulent ; la malade urine à peine, il semble donc certain qu'une grande partie de l'urine est rendue par la plaie, confirmant le fait que la vessie aussi avait été ouverte par l'abcès.

Pour obtenir la fermeture de la vessie, M. Brun met à l'enfant une sonde à demeure; la sonde est assez mal supportée par l'urèthre. On essaie de s'en passer; mais l'enfant n'urine plus alors et mouille ses pansements.

Cependant, le 20 avril, la malade urine seule par l'urèthre, le pansement cesse d'être mouillé. On supprime les drains l'un après l'autre les jours suivants. Pendant quelques jours, il sort encore par la peau du drain inférieur un peu d'urine.

En même temps, l'état général est redevenu excellent.

Le 26 avril, il n'y a plus de drain dans la plaie.

Le 1er mai, on se contente d'un peu de diachylon sur l'abdomen.

L'enfant sort de l'hôpital quinze jours plus tard, admirablement guérie, engraissée, mangeant à merveille, ne se ressentant plus de rien.

Depuis, l'enfant a été revue au mois de juin, elle amène dans ses bras à l'hôpital un petit frère, gros enfant un peu souffrant, qu'elle porte sans gêne aucune du côté du ventre. Elle a toujours la bonne mine du mois précédent.

Quant aux deux cobayes, le 1er mai ils n'ont encore présenté rien de particulier; ils n'ont pas maigri et sont en parfait état. Rien ne pouvant faire supposer qu'ils soient devenus tuberculeux, ils sont laissés vivants.

Cette observation est instructive à bien des égards.

D'une part, à notre point de vue, elle méritait d'être rapportée, car le diagnostic exact de l'affection qu'a présenté cette petite malade reste encore à faire ; parler de péritonite idiopathique c'est cacher son ignorance sous un terme vague. Quel a été le point de départ de la maladie ? Ce qui est certain, c'est que pendant plusieurs jours, alors que l'écoulement vaginal était si abondant, le tableau clinique rappelait celui d'une péritonite chez une fillette atteinte de vulvo-vaginite, péritonite qui se serait ouverte dans le vagin. Cependant l'histoire de la malade, l'absence de vulvite antérieure, le début beaucoup moins brusque que dans les cas que nous rapportons dans cette thèse, permettent d'écarter l'idée d'une péritonite d'origine génitale. D'autre part, chez cette enfant la laparotomie a amené très promptement une guérison complète. Nous notons ce fait, car il est au moins très encourageant pour le médecin. Nous nous demandons cependant si l'avenir de cette enfant n'est pas encore un peu sombre ; et il n'est pas impossible que des adhérences pelviennes pathologiques n'amènent plus tard des complications du côté de l'utérus et des annexes (1).

(1) L'observation de cette maladie a été l'objet d'une clinique de M. le professeur Grancher, qui a discuté la nature de cette péritonite. Voir Presse médicale. N° du 8 septembre 1894. Péritonite idiopathique suppurée.

CHAPITRE V

PRONOSTIC

Habituellement le pronostic des vulvo-vaginites est bénin. Cependant, sans trop assombrir le pronostic de cette affection, nous croyons que, étant donnée la fréquence extrême du gonocoque dans l'écoulement, et la possibilité des complications articulaires, des complications péritonéales, il ne faut pas envisager l'affection comme négligeable.

Quant au pronostic des complications péritonéales, il dépend beaucoup du degré d'infection et du degré de participation du péritoine.

Le début de la péritonite, dans le cas qui nous est personnel, fut dramatique ; cependant le pouls ne fut pas modifié d'une façon notable ; l'état général ne s'altéra pas de suite et malgré l'imminence d'une péritonite généralisée, le calme se fit et la malade guérit. Cependant, même pour ce cas favorable, nous croyons qu'il faut faire des réserves sur l'avenir de l'enfant. *Qui sait s'il ne persiste pas chez elle des adhérences fâcheuses pour plus tard ¿*

Un auteur américain, Andrew F. Currier (1), de New-York, va plus loin ; il croit que toute vulvo-vaginite de l'enfance peut laisser des traces ; et il lui semble extrêmement probable que beaucoup des utérus déformés et atrophiés avec lesquels sont associés si souvent la dysmenorrhée, la stérilité sont les conséquences légitimes de la vulvo-vaginite du jeune âge.

Nous n'irons pas jusqu'à partager cette opinion qui n'a pour elle que la vraisemblance ; et nous croyons que les faits que rapportent von Saxinger, Welander, Sanger (2) sont très rares et que la plupart du temps la vulvo-vaginite guérit sans laisser aucune trace.

Quant aux pronostics des formes généralisées de péritonite, il est inutile d'insister sur leur gravité, et la mort a été la conséquence de la maladie dans les cas que nous avons rassemblés (Huber, Steven, Hadfield, Caillé).

(1) Andrew Currier. M. D. New-York.

(2) Loco citato.

CHAPITRE VI

TRAITEMENT

Le traitement des accidents péritonéaux chez les filles atteintes de vulvo-vaginite doit être d'abord prophylactique. Nous pensons, en effet, que le meilleur moyen d'éviter les complications de toutes sortes de la maladie, c'est de la traiter d'une manière énergique.

Nous pensons qu'il y a intérêt à agir promptement ; les écoulements les plus anciens étant les plus rebelles, alors même qu'ils n'ont encore été l'objet d'aucun traitement.

Nous avons cru qu'il n'était pas mauvais à ce sujet de consigner, dans ce travail, le mode de traitement que nous avons vu employer à l'hôpital des Enfants malades, dans le service de M. le professeur Grancher, traitement qui n'est indiqué dans tous ses détails dans aucune publication.

Ce traitement consiste à faire toutes les 24 heures au plus, et cela jusqu'à guérison complète, et sans manquer un jour, en les prolongeant même quelques jours après la guérison, des injections vaginales avec une solution au permanganate de potasse à $\frac{1}{1000}$.

Les lavages demandent, pour être faits d'une façon convenable, un peu d'habitude ; aussi fait-on venir habituellement les parents des enfants soignés dans leur famille au moins une fois à l'hôpital, pour leur apprendre le manuel opératoire.

L'enfant est placée dans la position obstétricale, couchée en travers de son lit sur un carré de caoutchouc dont les deux coins, pendants sur le côté du lit, sont épinglés pour former une gouttière qui conduira le liquide ayant servi dans un seau de toilette placé devant la personne qui fait le lavage. Le lavage est fait avec un bock laveur ordinaire, contenant un demi-litre de la solution au permanganate à $\frac{1}{1000}$ tiédie. On commence la désinfection par la région clitoridienne, la vulve et l'anus. Puis on adapte à la canule une petite sonde que l'on fait pénétrer dans le vagin.

La sonde est soit une petite sonde en caoutchouc très petite à œil latéral ; soit mieux une sonde de même calibre terminée par une petite tête sur les côtés de laquelle se trouvent deux yeux. Cette dernière sonde a l'avantage de mieux rester dans le vagin, de ne pas être chassée par le liquide qui revient du vagin et de laver mieux par ses deux yeux.

L'introduction de la sonde est toujours facile, l'orifice de l'hymen est toujours assez grand pour l'introduction.

On fait passer ainsi dans le vagin les deux tiers du

liquide ; puis on termine la désinfection par un lavage du clitoris, de la vulve et de l'anus (1).

L'injection n'est pas douloureuse. Souvent, quand la vulvite est récente, il y a amélioration dès le premier lavage ; mais il faut continuer les lavages plusieurs jours après la disparition de tout écoulement, sous peine de le voir réapparaître après quelques jours.

Ce traitement nous a paru le meilleur pour les vulvites récentes où l'examen bactériologique montre le gonocoque à l'état de pureté.

Quant aux vulvites anciennes, les lavages au sublimé, à la résorcine, à l'eau boriquée, conviennent, nous semble-t-il, aussi bien que les lavages au permanganate. Dans les cas chroniques, le traitement général nous paraît très important : l'arsenic, le fer, les sirops idio-tanniques, l'huile de foie de morue peuvent rendre des services, ainsi que les bains salés périodiques, les douches ; car ils s'adressent à l'organisme tout entier dont le mauvais état fait durer l'affection locale.

Quant au traitement des complications péritonéales elles-mêmes, elles relèvent des symptômes observés.

Quand les complications péritonéales s'éveillent, quand le péritoine commence à réagir, nous pensons que les indications sont les suivantes : l'immobilité, le repos de tous les organes abdominaux. Pour cela, prescrire à l'intérieur

(1) La solution de permanganate tachant les mains, on peut faire disparaître les taches en se plongeant les mains dans quelques gouttes d'une solution de bisulfate de soude.

l'opium sous la forme de laudanum, ou mieux d'un peu d'extrait thébaïque dans les limites imposées par l'âge de l'enfant ; contre les vomissements la glace à l'intérieur, le sac de glace sur le ventre. On emploiera des cataplasmes laudanisés sur l'abdomen.

La révulsion pourra rendre ici les mêmes services que chez l'adulte. A la malade dont nous rapportons l'histoire, il fut mis des ventouses scarifiées sur le ventre dans la région ovarienne.

Enfin, à l'intérieur, on recommandera le lait, l'alcool, le champagne et les vins généreux.

Quand la péritonite, au lieu de se localiser, s'étend, que l'on suppose un épanchement purulent, nous croyons que la question d'intervention chirurgicale doit se poser. Le cas de Huber (1), où l'on pratiqua la laparotomie sans succès, n'est pas fait pour décourager. Car nous savons, d'après l'observation, que l'opération fut pratiquée chez une fillette à toute extrémité. De plus, nous savons combien les enfants supportent bien les opérations abdominales, et l'histoire de la petite malade opérée par M. Brun (2) est un encouragement qui vaut mieux que la pensée de l'insuccès de Huber.

Aussi nous croyons que, non seulement dans certains cas on est en droit de proposer aux parents une intervention, mais encore que c'est un devoir quand on a la certitude que, sans opération, la mort doit arriver fatalement.

(1) Loco citato.

(2) Voir Diagnostic. Observation.

CONCLUSIONS

Dans la plupart des cas, dans le pus des vulvo-vaginites de l'enfance, on trouve des organismes ayant tous les caractères du gonocoque de Neisser.

Les vulvo-vaginites peuvent être le point de départ d'accidents multiples, parmi lesquels les plus fréquents sont les arthrites.

Il existe également d'autres complications qui tiennent à une infection ascendante partie de la vulve et du vagin.

Ces complications sont rares. L'infection peut se faire directement par l'utérus, les trompes et amener des salpingites, des pyosalpingites, des pelvi-péritonites, des péritonites suppurées, exactement comme chez l'adulte.

INDEX BIBLIOGRAPHIQUE

Baginsky. — Traité.

Bouchut. — Maladies des nouveaux-nés. Article Leucorrhée. Mouvement médical. N° 49. 1875. (Leçon.)

Beclère. — Revue maladies de l'enfance. Juin 1892.

Bumm. — Etiologie de la péritonite septique. Wurbourg. Annales gynécologie. Janvier 1890.

Charrier.— Thèse de Paris 1892. De la péritonite blennorrhagique chez la femme.

Caillé. — Dans l'Observation de Huber.

Comby. — Société médicale des Hôpitaux. 17 juillet 1891.

Cseri et Israël. — Dans Travail de Pott.

Cahen Brach. — Jahrb. fur Kinder. 1892. XXXIV. P. 400.

Duparcque. — Péritonite essentielle des jeunes filles. Annales d'obstétrique et des maladies des femmes et des enfants. 1842.

Düsch. — Uber die infectiose kolpitis. Kleiner madchin. Deutsche med. Wochms. 1888. N° 41. P. 851

Epstein. — Archiv. für dermatologie und syphilis. 1891.

Faille. — Thèse sur vulvo-vaginites. Paris, 1880.

Grancher. — Péritonite idiopathique (?) suppurée chez l'enfant. Clinique. Presse médicale. 8 septembre 1894.

Gauderon.— Thèse. Paris, 1876. Péritonites idiopathiques de l'enfance.

Hadfield. — Archives of Pediatric. 1886. P. 64.

Korch.— Péritonite des enfants. Memorabilien. XXI. P. 251. 1876.

Koplik — New-York med. Journal. 21 juin 1890.

Lop. — Gazette hôpitaux. 1892. N° 42.

Lindsay Steven. — The Lancet. 30 mai 1891.

Morax. — Progrès médical. 1892. P. 303.
Thèse. Paris. 1894. Etiologie des conjonctivites aiguës.

Ollivier. — Bullet. Acad. de Médecine. 1888.
Médecine moderne. 25 juin 1891. P. 485. N° 26.

Pott. — Halle. Congrès gynécologie. Centralblatt für gynecologie. 1888. P. 422. N° 26.

Prochownick. — Voir Pott.

Simon. — Revue médicale de l'Est. 1893. P. 712.

Spath. — F. münd. med. Wochen. 28 mai 1889. P. 373.

Sanger. — Verhandlingen der deutsche gesellschaft für gynecologie. Leipsig. Vol. année 1886. P. 255.

Von Saxinger. — Dans Sanger.

Steven. — Dans Lindsay.

Souplet. — Blennorrhagie maladie générale. Thèse. Paris 1893.

Sarrazin. — R. Maladies de l'enfance. Mai 1884.

Suchard. — Revue Suisse Romande. VII. 675. Nov. 1887.

Vibert et Bordas. — Médecine moderne. 1891.

Vogel. — Traité. Tome III.

Welander. — Voir Sanger.

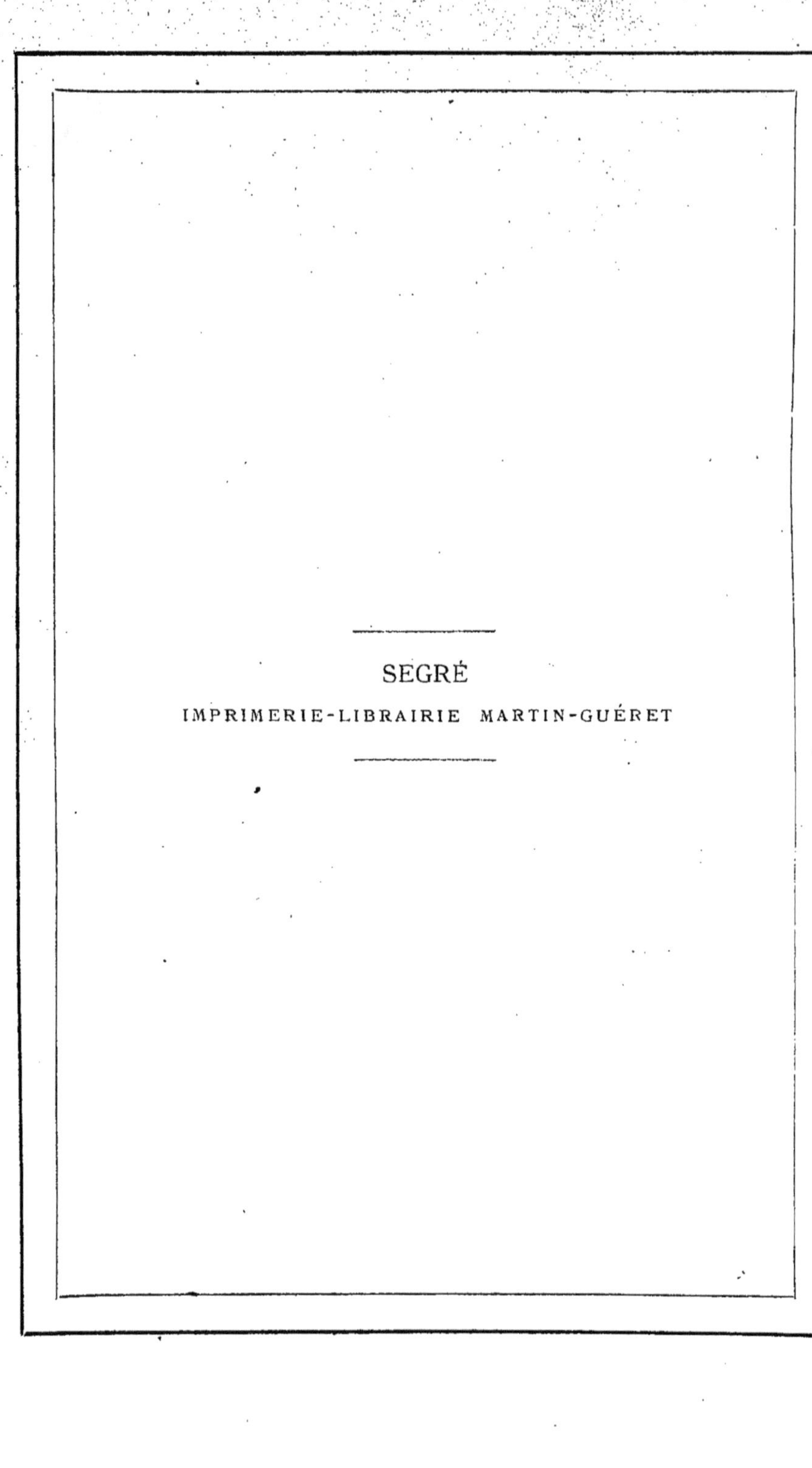

SEGRÉ

IMPRIMERIE-LIBRAIRIE MARTIN-GUÉRET